基层中医药适宜技术丛书

五官科常见病中医药适宜技术

王晓曼 张 燕 编著

中国中医药出版社

·北京·

图书在版编目（CIP）数据

五官科常见病中医药适宜技术 / 王晓曼，张燕编著 . —北京：
中国中医药出版社，2020.10

（基层中医药适宜技术丛书）

ISBN 978-7-5132-6424-2

Ⅰ . ①五… Ⅱ . ①王… ②张… Ⅲ . ①中医五官科学—
常见病 Ⅳ . ① R276

中国版本图书馆 CIP 数据核字（2020）第 177174 号

中国中医药出版社出版

北京经济技术开发区科创十三街 31 号院二区 8 号楼
邮政编码　100176
传真　010-64405750
保定市西城胶印有限公司印刷
各地新华书店经销

开本 787×1092　1/16　印张 4.5　字数 58 千字
2020 年 10 月第 1 版　2020 年 10 月第 1 次印刷
书号　ISBN 978 – 7 – 5132 – 6424 – 2

定价　20.00 元
网址　www.cptcm.com

社 长 热 线　010-64405720
购 书 热 线　010-89535836
维 权 打 假　010-64405753

微信服务号　zgzyycbs
微商城网址　https://kdt.im/LIdUGr
官 方 微 博　http://e.weibo.com/cptcm
天猫旗舰店网址　https://zgzyycbs.tmall.com

如有印装质量问题请与本社出版部联系（010-64405510）

前 言

为贯彻落实《中共中央国务院关于促进中医药传承创新发展的意见》和《关于印发基层中医药服务能力提升工程"十三五"行动计划的通知》精神,适应基层中医药人员临床能力提升的需求,重点推广普及实用型适宜技术,中华中医药学会在广泛调研基础上,于2018年启动"继续教育+适宜技术推广行动",同时,策划了本套《基层中医药适宜技术丛书》(以下简称"丛书")。

本套丛书分为《基层中医药适宜技术基本操作》《内科常见病中医药适宜技术》《外科常见病中医药适宜技术》《妇科常见病中医药适宜技术》《儿科常见病中医药适宜技术》《骨伤科常见病中医药适宜技术》《五官科常见病中医药适宜技术》7个分册。其中《基层中医药适宜技术基本操作》重点介绍适宜在基层医院、社区卫生服务站选用的技术方法,突出实用性、操作性。6个临床分册以病为纲,在每个常见病、多发病下,介绍适合该病且确有疗效的针刺、艾灸、推拿(含小儿推拿)、拔罐、刮痧、敷贴、耳穴、熏蒸等治疗方法。

丛书邀请全国中医药行业规划教材主编、中医药院所学科带头人及针灸、推拿、刮痧等领域知名专家执笔,在系统梳理基层常见病、多发病基础上,选择适合运用上述技术的病证,结合编写人员的临床经验编写而成。考虑到基层中医药人员学习面临的实际困难,各位主编还分别录制了与丛书配套的授课视频，希望能通过直观的教学方式，帮助有关人员学而能会，习而可用。

成都中医药大学原校长、国家重大基础研究"973"项目首席科学家、国家重点学科针灸推拿学学科带头人梁繁荣教授，中医药高等学校教学名师、湖南中医药大学常小荣教授，中医药高等学校教学名师、浙江中医药大学范炳华教授，从始至终参与本套丛书的策划、编写指导与授课工作，彰显出对中医药人才培养的责任担当和殷切希望。中国中医药出版社张燕编辑、中医古籍出版社王晓曼主任，承担本套丛书统筹和疾病概论编写工作。各分册主编兢兢业业，换位思考，将自己的临床经验融入丛书编写与内容讲授。在此，对以上专家、同人的努力，表示由衷的感谢！

筑牢基层中医药服务阵地，为基层医生、全科医生和乡村医生中医药知识与技能培训提供系统的知识读本，以信息化支撑中医药人才培养与服务体系建设。愿本套丛书作为中华中医药学会联系中医药工作者的切入点之一，为基层中医药人员的成长提供新的动力！

中华中医药学会

2020 年 7 月

《基层中医药适宜技术示教视频》介绍

　　为提升基层中医药人员临床能力，推广普及实用型适宜技术，中华中医药学会本着"面向基层，紧贴临床，注重实操，实用规范"的原则，组织中医药行业知名专家，录制了《基层中医药适宜技术示教视频》（以下简称"视频"），供基层中医药从业人员学习使用。

　　"视频"以《基层中医药适宜技术丛书》为大纲，分为基层中医药适宜技术基本操作及内、外、妇、儿、骨伤、五官各科常见病适宜技术，共7套，160余学时。其内容包括常用适宜技术基本操作示教、各科疾病概述及常见病适宜技术应用讲解与演示，使用方法如下：

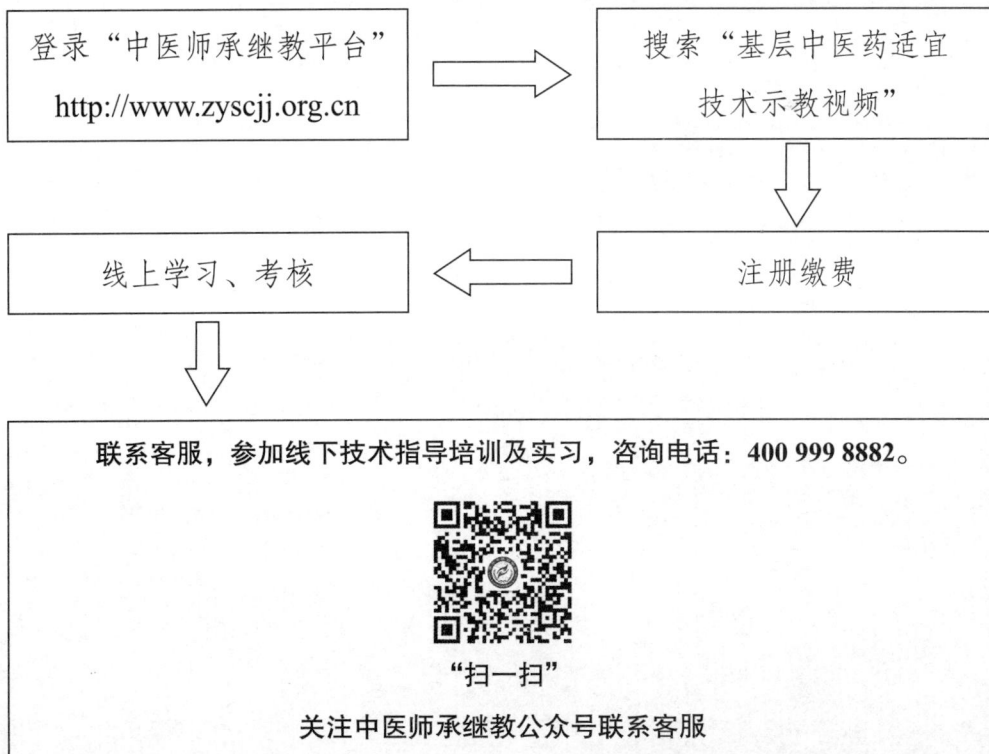

登录"中医师承继教平台" http://www.zyscjj.org.cn	→	搜索"基层中医药适宜技术示教视频"
线上学习、考核	←	注册缴费

联系客服，参加线下技术指导培训及实习，咨询电话：400 999 8882。

"扫一扫"

关注中医师承继教公众号联系客服

编写说明

　　为贯彻落实《中共中央国务院关于促进中医药传承创新发展的意见》，提升基层中医药人员临床能力，推广普及实用型适宜技术，2018年12月12—14日，由中华中医药学会主办、中国中医药出版社承办的基层适宜技术人才培养论证会暨培训教材编写会在北京西藏大厦召开。经过讨论，本次会议确定了《基层中医药适宜技术丛书》（以下简称"丛书"）纳入的病种和基层临床适宜的中医药技术。

　　中医药基层适宜技术是中医学的重要组成部分，以藏象、经络、阴阳五行等中医基本理论为指导，包括针刺、艾灸、推拿、刮痧、穴位敷贴、耳针等基层常用治疗疾病的方法。因其具有"简、便、效、廉"的特点，自古至今一直深受欢迎，为我国人民的健康做出了巨大贡献。限于编写人员的知识结构或思维定式，目前有关中医药基层适宜技术的书籍大多以技术操作或临床症状为纲，不利于融会贯通和整体比对。本套丛书从培养基层医务人员的中医思维出发，以疾病为纲，选择内科、外科、妇科、儿科、骨伤科和五官科常见病和多发病，在简要梳理疾病的病因病机和辨证分型基础上，重点介绍适宜不同病证的技术方法，便于基层临床医师根据病证具体情况、当下医疗条件等，因地、因时、因人制宜地施治，更具灵活性、参考性和实践性。

　　本书共4章，分别介绍鼻、耳、口齿、眼部病证的基础中医药适宜技术，涉及鼻衄、鼻渊、耳鸣、耳聋、脓耳、口疮、牙痛、睑腺炎、目赤肿痛、天行赤眼、干眼症等 10 余种疾病。

全书内容精练，实用性和操作性强，适宜基层医院、社区卫生服务站、村卫生室等基层临床工作者选读，也可供中医药适宜技术爱好者阅读参考。

编者

2020 年 8 月

目 录

第 一 章

鼻部病证

第一节　鼻　衄

一、概述

鼻衄是以鼻出血为主要特征的病证。它既是鼻腔疾病常见症状之一，也是某些全身性疾病或鼻腔邻近结构病变的症状之一，但以前者多见。鼻衄多为单侧出血，亦可双侧；可表现为间歇反复出血，亦可持续出血。出血量多少不一，轻者仅鼻涕中带血；较重者，渗渗而出或点滴而下；严重者，大量出血或反复出血者，可导致贫血甚至休克。

二、病因病机

鼻衄可分为实证和虚证两大类。实证者，多因外感风热或燥热之邪犯肺，或胃热炽盛，火热内燔，或肝气郁结，肝火上逆，损伤脉络，灼伤鼻窍脉络，血溢脉外而为衄。虚证者，多因素体阴虚，或久病伤阴，而致肝肾阴虚，或脾气虚弱，致血不循经，渗溢于鼻窍而致衄。

三、辨证分型

1. 肺经热盛

鼻中出血，点滴而下，色鲜红，量不甚多，鼻腔干燥、灼热感，多伴有鼻塞涕黄，咳嗽痰少，口干。舌质红，苔薄白而干，脉数或浮数。

2. 胃热炽盛

鼻中出血，量多，色鲜红或深红，鼻黏膜色深红而干，多伴有口渴引饮，口臭，或齿龈红肿、糜烂出血，大便秘结，小便短赤。舌质红，苔黄厚而干，脉洪数或滑数。

3. 肝火上炎

鼻衄暴发，量多，血色深红，鼻黏膜色深红，常伴有头痛头晕，口苦咽干，胸胁苦满，面红目赤，烦躁易怒。舌质红，苔黄，脉弦数。

4. 肝肾阴虚

鼻衄色红，量不多，时作时止，鼻黏膜色淡红而干嫩，伴口干少津，头晕眼花，五心烦热，健忘失眠，腰膝酸软，或颧红盗汗。舌红少苔，脉细数。

5. 脾不统血

鼻衄常发，渗渗而出，色淡红，量或多或少，鼻黏膜色淡，伴面色无华，少气懒言，神疲倦怠，纳呆便溏。舌淡苔白，脉缓弱。

四、适宜技术

【针刺】

1. 治法

肺经热盛：清肺泻火，凉血止血；胃火炽盛：清胃降火，凉血止血；肝火上逆：清泻肝火，凉血止血；肝肾阴虚：滋阴降火，养血止血；脾不统血：健脾益气，养血摄血。

2. 取穴

肺经热盛以手太阴、阳明经穴为主；胃火炽盛以督脉、足阳明经穴为主；肝火上逆以足厥阴、少阳及督脉经穴为主；肝肾阴虚以足少阴、厥阴经穴为主；脾不统血以足太阴、足阳明经穴为主。

主穴：肺经热盛取少商、孔最、迎香、合谷、风池；胃火炽盛取上星、迎香、内庭、委中、承浆；肝火上逆取太冲、风池、上星、迎

NOTE

香；肝肾阴虚取太溪、太冲、涌泉、肾俞；脾不统血取隐白、三阴交、合谷。

配穴：热盛加大椎、关冲，增强泄实热之功。头痛恶寒加风池，疏风清热止痛。出血量多，面色苍白，加人中。便秘者加上巨虚、支沟。血色紫暗或夹块者，加内关。胸胁苦满甚者，加期门。失眠多梦加神门。遗精加志室。腹胀者，加天枢。头晕心悸者，加百会、神门、内关。

3. 操作

肺经热盛、胃火炽盛、肝火上逆以泻法为主；肝肾阴虚、脾不统血以补法为主。

4. 方义

肺经热盛：手阳明与手太阴相表里，故取合谷清泄肺经热邪而止血；迎香可凉血止血，风池疏风清热，配手太阴肺经郄穴孔最清热止血；少商泄肺经实热。诸穴合用，有清肺凉血止血之功。

胃火炽盛：督脉为阳脉之海，阳热亢盛则迫血妄行，故取督脉之上星穴解上亢之热而止衄；内庭乃足阳明胃经荥穴，可清泄胃经热邪；承浆乃手足阳明之会，配之以泄阳明郁热；再配血郄委中以加强清热止衄之力；迎香凉血止血。

肝火上逆：足厥阴与足少阳相表里，故取足厥阴肝经之太冲、足少阳胆经之风池，清泄肝胆之热，引血下行；迎香可散风热、通鼻窍；督脉为阳脉之海，阳盛则迫血妄行，故取上星清泄热邪以止血。

肝肾阴虚：太溪、太冲滋肝肾之阴而降虚火；涌泉引热下行以止血；肾俞益肾止溢。

脾不统血：隐白、三阴交助脾气以统血；合谷助肠胃，健脾气，又可循经而止鼻血。

[按语]

1. 止血后，应根据原发因素，采用相应的治疗方式处理原发病。

2. 忌食辛辣炙煿之物。

3. 调节情志，心平气和，不动肝火。

【艾灸】

1. 取穴

迎香、孔最、上星、巨髎、素髎、合谷、三阴交。

2. 方法

合谷选用隔姜灸；迎香、孔最可以选择温和灸；上星、巨髎、素髎、三阴交适合温和灸。轻者每天 1 次，每穴 5～10 分钟；重者每天 2～3 次，每穴 5～10 分钟。

[按语]

1. 艾灸可以改善鼻出血症状。

2. 胃火炽盛证和肺经热盛证者，不适宜做艾灸。

3. 艾灸期间，宜多饮热开水，保持室内通风。

【敷贴】

将大蒜捣烂，或用醋将吴茱萸粉末调成糊，敷贴于双侧涌泉穴处，效果显著。

【耳针】

1. 取穴

主穴：内鼻、外鼻、肺、额、肾上腺。

配穴：脾、肝、内分泌。

NOTE

2. 方法

（1）毫针法：耳郭常规消毒后，用毫针对准所选穴位刺入，强刺激，每次取一侧耳穴，两耳交替使用。留针 30 分钟。出针时迅速将毫针拔出，除特殊要求外，用消毒干棉球轻压针孔片刻，以防出血。

（2）压籽法：第一次用患侧耳穴，以后两耳交替使用。耳郭常规消毒后，按操作常规，用中药王不留行籽贴压在所选穴位上，边贴边按压，贴紧固定，并嘱患者每日按压耳穴 3～5 次，以加强刺激。隔日换贴 1 次，6 次为 1 个疗程。如对胶布过敏，及时取下，以免造成耳部水肿。

【熏蒸】

药物组成：麦冬、板蓝根、连翘、甘草、金银花、菊花、甜桔梗各6g，薄荷 3g，胖大海 3 枚。

操作：取广口盖杯 1 只，放入上述药物，用沸水冲泡并迅速拧紧杯盖，待 2～3 分钟后旋开杯盖，将杯口移入唇边，使药物蒸汽熏蒸口鼻腔，待药液转温后饮服。每日 1 剂。每剂蒸饮 2 次。

NOTE

第二节 鼻 渊

一、概述

鼻渊是以鼻流腥臭浊涕、鼻塞、嗅觉减退为主症的病症，重者称之"鼻漏"。西医学的急性、慢性鼻炎，急性、慢性鼻窦炎和副鼻窦炎等疾病可参考本节辨治。

二、病因病机

本病分为实证和虚证两大类，实证多因外邪侵袭，引起肺、脾胃、胆之病变而发病，虚证多因肺、脾脏气虚损，邪气久羁，滞留鼻窍，致病情缠绵难愈。

三、辨证分型

（一）实证

1. 肺经热盛证

发病初期，鼻塞，鼻涕量多、色白黏或微黄，发热恶寒，头痛，咳嗽。舌红，苔薄白，脉浮数。

2. 胆腑郁热证

鼻涕浓浊、量多、色黄或黄绿，或有腥臭味，头痛鼻塞，口苦咽

NOTE

干，心烦易怒，小便黄赤。舌红，苔黄，脉弦数。

3. 脾胃湿热证

鼻渊后期，鼻塞、流涕缠绵不愈，鼻涕黄浊而量多，嗅觉减退，头昏闷或重胀，胸脘痞闷，纳呆食少。苔黄腻，脉滑数。

（二）虚证

1. 肺气虚寒证

鼻涕黏白量多，稍遇风冷则鼻塞，嗅觉减退，伴气短乏力，语声低微，自汗畏风。舌质淡，苔薄白，脉缓弱。

2. 脾虚湿困证

鼻涕白黏量多，鼻塞较重，嗅觉减退，伴食少纳呆，腹胀便溏，肢困乏力，面色萎黄。舌淡胖，苔薄白，脉细弱。

四、适宜技术

【针刺】

1. 治法

实证：清热除湿，宣通鼻窍；虚证：补益肺脾，通利鼻窍。

2. 取穴

实证以手太阴、阳明经及局部穴为主，虚证以手阳明及督脉经穴为主。

主穴：实证取列缺、合谷、迎香、鼻通，虚证取迎香、百会、上星、合谷。

配穴：①实证：肺经热盛者加少商、鱼际；胆腑郁热者加阳陵泉、行间、太冲；脾胃湿热者加三阴交、阴陵泉。头痛者加风池、太阳疏调头部经气。②虚证：肺气虚寒配太渊；脾虚湿困配足三里。

3. 操作

实证用毫针泻法，虚证用平补平泻法。

4. 方义

（1）实证：列缺可宣肺气，祛风邪；合谷、迎香为手阳明经穴，手阳明与手太阴互为表里又上挟鼻孔，故二穴远近相配以疏通手阳明经气，清泄肺热；鼻通居鼻之两侧，可通鼻窍而清邪热。

（2）虚证：迎香、合谷疏通经气，宣通鼻窍；百会、上星通鼻窍，清余热。

【艾灸】

1. 取穴

迎香、印堂、风池、上星、合谷、百会、阴陵泉、三阴交。

2. 方法

百会可以选择回旋灸；三阴交、阴陵泉可以选择温灸盒灸；合谷、迎香、印堂、上星、风池适合温和灸。轻者每天 1 次，每穴 5～10 分钟；重者每天 2～3 次，每穴 5～10 分钟。

> ［按语］
> 1. 艾灸可以改善鼻渊所引发的鼻涕量多症状。
> 2. 胆腑郁热证和肺经热盛证者，不适宜艾灸。
> 3. 艾灸期间，宜多饮热开水，保持室内通风。

【拔罐】

采用留罐法，选取大杼、风门、肺俞，用闪火法拔罐，留置 15～20 分钟。也可采用走罐法：伴鼻塞、发热者，可循足少阳胆经从风池至肩井，循督脉从风府至大椎走罐，至皮肤泛红或出痧为度；伴心烦易怒者，可循足太阳膀胱经从肝俞至胆俞走罐，至皮肤泛红或出痧为度。

NOTE

【刮痧】

1. 治法

清热通络，宣通鼻窍。取督脉、足太阳经为主，以泻刮为主。

2. 处方与操作

泻刮督脉百会穴至印堂穴的循行线，不必出痧；平刮迎香穴至颧髎穴的连线，皮肤微红为度；泻刮头部两侧太阳穴经角孙穴至风池穴的连线，不必出痧；泻刮足太阳膀胱经第 1 侧线大杼穴至胃俞穴的循行线，要求出痧。

肺经热盛者，加泻刮手太阴肺经尺泽穴至列缺穴的循行线，不必强求出痧，角揉曲池、外关穴；胆腑郁热者，加泻刮足少阳胆经阳陵泉穴至悬钟穴的循行线、足厥阴肝经太冲穴至行间穴的循行线，均以皮肤微红为度。

> [按语]
> 1. 刮痧对鼻窦炎疗效较好，对副鼻窦炎疗效一般。
> 2. 刮痧后饮用 300 ～ 400mL 温开水。
> 3. 可隔 3 ～ 6 日刮痧 1 次，连续 4 次为 1 个疗程，休息 2 周后再开始第 2 个疗程，应连续治疗 2 ～ 3 个疗程。

【敷贴】

1. 方法一

药物组成：生白芥子、延胡索、生甘遂、细辛、冰片。

操作：按 1：1：0.5：0.5：0.1 的比例研末，加入适量生姜汁调和均匀，制成直径 2cm、厚度 0.5cm 的药饼。取穴肺俞、膈俞、心俞、脾俞、肾俞、大椎、关元，将药饼用胶布固定，每次敷贴 2 小时。

2. 方法二

鼻渊日久不愈者可以选择在三伏天和三九天进行"三伏贴"和"三九贴"，穴位选取阴陵泉、三阴交。

三伏贴：在三伏天，选用延胡索10g、白芥子40g、甘遂10g、细辛10g等，磨成粉末，用姜汁调匀后贴敷于穴位，每次贴敷4～6小时。

三九贴：在三九天，选用延胡索10g、白芥子40g、甘遂10g、肉桂10g等，磨成粉末，用姜汁调匀后贴敷于穴位，每次贴敷4～6小时。

【耳针】

1. 取穴

主穴：内鼻、外鼻、肺、额、肾上腺、内分泌。

配穴：肺经热盛证加大肠；胆腑郁热证加肝、胰胆；脾胃湿热证加脾、胃。

2. 方法

（1）毫针法：耳郭常规消毒后，用毫针对准所选穴位刺入，强刺激，每次取一侧耳穴，两耳交替使用。留针30～60分钟。每10分钟行针1次。出针时迅速将毫针拔出，除特殊要求外，用消毒干棉球轻压针孔片刻，以防出血。每日或隔日治疗1次，10次为1个疗程，疗程间休息5～7天。

（2）压籽法：每次取一侧耳穴，两耳交替使用。耳郭常规消毒后，按操作常规，用中药王不留行籽贴压在所选穴位上，边贴边按压，贴紧固定，并嘱患者每日按压耳穴3～5次，若感鼻痒、喷嚏可随时按压耳穴，以加强刺激。隔日换贴1次，10次为1个疗程，疗程间休息5～7天。如对胶布过敏，及时取下，以免造成耳部水肿。

（3）磁疗法：取内鼻和外鼻、风溪和耳背相对应部位、肺和耳背肺、内分泌和耳背肾4对穴位，耳前耳后相对各贴压1粒磁珠，加强耳穴的磁场强度。每次取一侧耳穴，两耳交替使用。耳郭常规消毒后，按操作常规，用磁珠贴压在所选穴位上，边贴边按压，贴紧固定。隔2日换贴1次，10次为1个疗程，疗程间休息5～7天。如对胶布过敏，及时取下，以免造成耳部水肿。

NOTE

【熏蒸】

1. 方法一

药物组成：玄参 15g，川芎 15g，白芷 15g，金银花 15g，柴胡 15g，薄荷 15g，钩藤 15g，草乌 15g。

操作：将上药放入砂锅中，加水 2000mL，煎至 1000mL，倒入脸盆中，趁热先用鼻吸入热气，从口中呼出，反复多次熏，待药液不烫时洗头部。每日早晚各 1 次，每剂可熏洗 2 天。6 天为 1 个疗程。

2. 方法二

药物组成：生麻黄 3g，辛夷 3g，苍耳子 3g，川芎 2g，葱白 3g，白芷 3g，薄荷 2g。

操作：将上药用凉水浸泡 30 分钟后，煮沸，趁热先以蒸气熏鼻，待药液温度下降后洗头。每天 2 次，每次 10 ～ 15 分钟。每剂药可用 2 天，每 2 剂药为 1 个疗程。

第 二 章

耳部病证

第一节　耳鸣、耳聋

一、概述

耳鸣的特点是外界无声源而患者自觉耳中鸣响，它可发生于单侧，也可发生于双侧。耳聋的特点是患者有不同程度的听力减退。

耳鸣与耳聋这两个症状在临床上可以单独发生，但常同时或先后出现，二者的病因病理及中医辨证施治原则基本相似，故常将两者一起进行讨论。耳鸣、耳聋可以为多种耳科疾病及全身疾病的常见症状，也可单独成为一种疾病。

二、病因病机

本病分为实证和虚证两大类。实证多因外感风热之邪，或肝郁化火，或饮食不节，致痰热郁结，或气机不畅，气滞血瘀，而致耳窍经脉壅阻，清窍闭塞，发生耳鸣或耳聋。虚证多因先天肾精不足，或后天失养，或劳倦、思虑过度、饮食不节，致脾胃虚弱，耳窍经脉空虚，导致耳鸣或耳聋。

三、辨证分型

（一）实证

1. 风热侵袭证

突起耳鸣，昼夜不停，听力下降，或伴耳胀闷感，伴有鼻塞、流涕、咳嗽、头痛、发热恶寒等。舌红，苔薄黄，脉浮数。

2. 肝火上扰证

突发耳鸣高调且持续，听力下降，多在情志抑郁或恼怒之后加重，伴口苦，面红急躁，夜寐不宁，头痛或眩晕。舌红苔黄，脉弦数有力。

3. 痰火郁结证

耳鸣耳聋，耳中胀闷，头重头昏，或头晕目眩，痰盛呕恶，口苦，二便不畅。舌红，苔黄腻，脉滑数。

4. 气滞血瘀证

耳鸣耳聋，病程可长可短，伴耳周麻木、堵塞感，或有爆震史。舌质暗或有瘀点，脉细涩。

（二）虚证

1. 肾精亏损证

耳气血亏，虚鸣如蝉，听力逐渐下降，可伴见头昏，腰膝酸软，虚烦失眠，记忆减退。舌红少苔，脉细弱或细数。

2. 气血亏虚证

耳鸣耳聋，疲劳后加重，伴倦怠乏力，面色无华，食欲不振，脘腹胀满，大便溏薄，心悸失眠。舌质淡红，苔薄白，脉细弱。

四、适宜技术

【针刺】

（一）实证

1. 治法

疏风泻火，通络开窍。

2. 取穴

以耳区局部穴及手足少阳经穴为主。

主穴：听会、翳风、中渚、侠溪。

配穴：风热侵袭配外关、合谷，肝火上扰配太冲、丘墟。

NOTE

3. 操作

听会、翳风的针感宜向耳底或耳周传导为佳；余穴常规刺，泻法。

4. 方义

手足少阳经脉均入耳中，故取听会、翳风疏导少阳经气；中渚泻三焦火而清耳窍；侠溪清泻肝胆之火。

（二）虚证

1. 治法

补肾养窍，补益气血。

2. 取穴

以足少阴经穴、耳区局部穴为主。取太溪、肾俞、听宫、翳风。

3. 操作

听宫、翳风的针感宜向耳底或耳周传导为佳；余穴常规刺，补法。太溪、肾俞可加温灸或温针灸。

4. 方义

太溪、肾俞能补肾填精，上荣耳窍；听宫为手太阳经与手、足少阳经的交会穴，气通耳内，具有聪耳启闭之功，为治耳疾的要穴，与手少阳经翳风相配，可疏导少阳经气，宣通耳窍。

> **［按语］**
>
> 1. 针刺治疗耳鸣、耳聋有一定疗效，但对于鼓膜损伤、听力完全丧失者难以取效。
>
> 2. 治疗期间避免劳倦，节制房事，调整情绪，避免使用耳毒性药物。

【艾灸】

（一）耳聋

1. 取穴

风池、耳门、听会、翳风、听宫、三阴交、合谷、太冲、太溪。

2.方法

耳门、听宫、听会可以选用回旋灸；合谷可以选择隔姜灸；风池、翳风、三阴交、太冲、太溪适合温和灸。轻者每天 1 次，每穴 5 ～ 10 分钟；重者每天 2 ～ 3 次，每穴 5 ～ 10 分钟。

[按语]

1.艾灸可以改善听力下降。

2.艾灸不适宜肝火上逆证者，一般用于肾精亏虚证者。

3.艾灸期间，宜多饮热开水，保持室内通风。

(二)耳鸣

1.取穴

耳门、完骨、听宫、三阴交、太溪、肝俞、肾俞。

2.方法

耳门、听宫可以选用回旋灸；肝俞、肾俞可以选择隔姜灸；完骨、三阴交、太溪适合温和灸。轻者每天 1 次，每穴 5 ～ 10 分钟；重者每天 2 ～ 3 次，每穴 5 ～ 10 分钟。

[按语]

1.艾灸可以改善耳鸣症状，适用于虚证。

2.艾灸期间，宜多饮热开水，保持室内通风。

【推拿】

本病以补虚泻实法为主。

1.背部操作

（1）患者取俯卧位，术者用擦法在患者背部督脉、八髎穴为主进行治疗，以透热为度。

（2）术者用擦法在腰骶部进行横擦，以透热为度。

NOTE

2. 头部操作

（1）患者取仰卧位，术者用拇指、食指、中指按揉耳周围的耳门、听宫、听会，操作 3 ～ 5 遍。

（2）术者用拇指捏住耳郭做牵抖法 5 ～ 8 次。

（3）术者以食指或中指在耳内做快速的震颤法，操作 3 ～ 5 分钟。

以上治疗每次 15 ～ 20 分钟，每天治疗 1 次，5 次为 1 个疗程。

【拔罐】

拔罐对于本病的治疗有一定疗效。一般采用留罐法，选取大椎、风门、下关、肾俞穴。闪火法拔罐，留置 10 分钟。

【刮痧】

（一）实证

1. 治法

疏风泻火，清胆开窍。取足少阳经、督脉、手阳明经为主，以泻刮为主。

2. 处方与操作

泻刮头部两侧太阳穴经角孙穴至风池穴的连线，不必出痧；角揉风池、翳风穴；泻刮耳门穴经听宫穴至听会穴的连线，皮肤微红为度；泻刮督脉后发际至腰俞穴的循行线，要求出痧；泻刮手少阳三焦经天井穴至阳池穴的循行线，皮肤微红为度。风热侵袭者，加角揉合谷、中渚穴；胆火上扰者，加角揉丘墟、足临泣穴。

（二）虚证

1. 治法

补肾填精，聪耳开窍。取足太阳经、督脉、足少阴经、足太阴经为主，以补刮为主。

2. 处方与操作

补刮耳门穴经听宫穴至听会穴的连线，皮肤微红为度；角揉风池、翳风穴；补刮督脉后发际至腰俞穴的循行线、足太阳膀胱经第 1 侧线肝俞穴至肾俞穴的循行线，不必强求出痧。肾精亏损者，加角揉太溪、命门、肾俞等穴；气血亏虚者，加角揉三阴交、足三里、中脘、气海等穴。

［按语］

1. 刮痧对耳鸣、耳聋有一定的疗效，但对鼓膜损伤致听力完全丧失者疗效不佳；新病者通过刮痧治疗有望康复，慢性久聋者较难康复。

2. 刮痧后饮用 300 ～ 400mL 温开水。

3. 实证耳鸣、耳聋可隔 2 ～ 3 日刮痧 1 次，虚证者可每隔 3 ～ 6 日刮痧 1 次，连续 4 次为 1 个疗程，休息 2 周后再开始第 2 个疗程，应连续治疗 3 ～ 4 个疗程。

【敷贴】

体质虚弱者选择在"三伏天"或"三九天"进行"三伏贴"或"三九贴"，可增强免疫力。取穴肝俞、肾俞等。

三伏贴：在三伏天，选用延胡索 10g，白芥子 40g，甘遂 10g，细辛 10g 等，磨成粉末，用姜汁调匀后贴敷于穴位处，每次贴敷 4 ～ 6 小时。

三九贴：在三九天，选用延胡索 10g，白芥子 40g，甘遂 10g，肉桂 10g 等，磨成粉末，用姜汁调匀后贴敷于穴位处，每次贴敷 4 ～ 6 小时。

【耳针】

（一）耳鸣

1. 取穴

主穴：内耳、外耳、肾、肝、皮质下。

配穴：风热侵袭证加耳尖、肺、肾上腺；肝火上扰证加胰胆、耳背肝、结节；痰火郁结证加脾、三焦；气滞血瘀证加肝；肾精亏损证加内

NOTE

生殖器、内分泌；气血亏虚证加脾、胃。

2. 方法

（1）毫针法：每次针刺一侧耳穴，两耳交替使用。耳郭常规消毒后，用毫针对准所选穴位刺入，手法用强刺激泻法。留针 30 分钟，每 10 分钟行针 1 次。出针时迅速将毫针拔出，除特殊要求外，用消毒干棉球轻压针孔片刻，以防出血。

（2）压籽法：每次取一侧耳穴，两耳交替使用。耳郭常规消毒后，按操作常规，用中药王不留行籽贴压在所选穴位上，边贴边按压，贴紧固定，实证用强刺激泻的手法；虚证用轻压揉摩补法。并嘱患者每日按压耳穴 3～5 次，以加强刺激。隔日换贴 1 次，10 次为 1 个疗程。如对胶布过敏，及时取下，以免造成耳部水肿。

（3）埋针法：常规消毒，把揿针刺入上述耳穴，胶布固定。每次针刺一侧耳穴，隔 2～4 天换针另一侧耳穴，10 次为 1 个疗程。埋针期间不可将埋针处弄湿以防感染，若洗头洗澡应先将揿针取出后再洗。疗程间休息 7 天。

（4）刺血法：每次取一侧耳穴，左右耳交替进行。按摩耳郭使其充血后，以 75% 乙醇做常规消毒，用注射针头点刺耳尖、耳背静脉、内耳、外耳，每个穴位出血量为 10～20 滴。每周 2 次，3 次为 1 个疗程。

（二）耳聋

1. 取穴

主穴：内耳、外耳、三焦、颞、耳尖、速听点（肘）。

配穴：风热侵袭证加耳尖、肾上腺、肺；肝火上扰证加肝、胰胆、耳尖；痰火郁结证加耳尖、脾、三焦；气滞血瘀证加肝；肾精亏损证加肾、交感；气血亏虚证加神门、心、脾。

2. 方法

（1）毫针法：耳聋有虚实之分，虚证用补法，实证用泻法。除主穴外，再选用 2～3 个配穴。每次针刺一侧耳穴，两耳交替。耳郭常规消毒后，用毫针对准所选穴位刺入，留针 30 分钟。出针时迅速将毫针拔出，除特殊要求外，用消毒干棉球轻压针孔片刻，以防出血。每日或隔日治疗 1 次，10 次为 1 个疗程。

（2）埋针法：常规消毒，把揿针刺入上述耳穴，胶布固定。每次针刺一侧耳穴，隔 2～4 天换针另一侧耳穴，7 次为 1 个疗程。埋针期间不可将埋针处弄湿以防感染，若洗头洗澡应先将揿针取出后再洗。疗程间休息 10 天。

（3）压籽法：每次取一侧耳穴，两耳交替使用。耳郭常规消毒后，按操作常规，用中药王不留行籽贴压在所选穴位上，边贴边按压，贴紧固定，并嘱患者每日按压耳穴 3～5 次，虚证用轻柔按摩补法，实证用对压或直压泻法。隔日换贴 1 次，10 次为 1 个疗程。疗程间休息 10 天。如对胶布过敏，及时取下，以免造成耳部水肿。

（4）刺血法：风热侵袭证、肝火上扰证、痰火郁结证患者，每次取一侧耳穴，左右耳交替进行。按摩耳郭使其充血后，以 75％乙醇做常规消毒，用注射针头点刺耳尖、耳背静脉、内耳、外耳，每个穴位出血量为 10～20 滴。每周 2 次，3 次为 1 个疗程。

第二节 脓 耳

一、概述

脓耳是以鼓膜穿孔、耳内流脓、听力下降为主要特点的病症。西医学的急性、慢性化脓性中耳炎及乳突炎可参考本病进行辨证施治。

二、病因病机

风热外袭或风寒化热，或风热湿邪侵袭传里，引动肝胆之火，循经上蒸，热邪搏结于耳窍，化腐成脓。素体脾胃虚弱，健运失职，湿浊内生，或肾精亏耗，耳窍失养，邪毒乘虚侵袭或滞留，以致脓耳迁延难愈。

三、类证鉴别

1. 外耳道炎

外耳道皮肤及皮下组织的弥漫性炎症，分急性、慢性两种。急性外耳道炎耳胀、痒、疼痛，可伴听力减退，轻者外耳道皮肤弥漫性充血，重者耳道充血及肿胀，表皮溃烂，有黏脓性分泌物。临床应保持耳道清洁、干燥，避免机械性摩擦损伤耳道皮肤，可选用氯霉素甘油滴耳剂滴耳，肿胀明显者全身抗感染治疗。

2. 耳疖

耳疖是指发生于外耳道软骨部皮肤毛囊或皮脂腺的化脓性细菌感染性疾病，以耳痛、张口咀嚼疼痛加重、外耳道局限性红肿为症状表现，4～5 天后，疖肿表面可见黄白色脓头，破溃后可有脓性分泌物。

四、辨证分型

1. 风热邪毒外侵

发病急，耳痛逐渐加重，听力下降，或有耳内流脓、耳鸣，伴发热、恶寒或鼻塞流涕。舌质偏红，苔薄白或薄黄，脉弦数。检查见鼓膜红赤或饱满，或见鼓膜小穿孔及搏动性溢脓。听力检查呈传导性聋。

2. 肝胆火热壅盛，湿热熏蒸

耳痛剧烈，痛引腮脑，耳鸣耳聋，流脓多黄稠或带红色，伴发热，口苦咽干，小便黄赤，大便干结。舌质红，苔黄，脉弦数有力。小儿症状较成人为重，可有高热、烦躁不安、惊厥等症。检查见鼓膜红赤饱满，或鼓膜紧张部穿孔，耳道有较多黄稠脓液。听力检查为传导性聋。

3. 脾气虚弱，邪毒留滞

耳内流脓多呈间歇性发作，脓液清稀，量较多，无臭味，听力下降或有耳鸣，伴头晕，面色少华，纳差，大便溏薄等。舌质淡，苔白腻，脉缓弱。检查见鼓膜浑浊、增厚或有白斑，多见中央性大穿孔，通过穿孔可见肉芽、息肉。听力检查多呈传导性聋。

4. 肾脏亏虚，邪毒滞留

耳内流脓日久不愈，反复发作，量不多，脓液秽浊或呈豆腐渣样，并有臭味，听力减退明显，伴头晕，神疲，腰膝酸软。舌淡红，苔薄白或少苔，脉细弱。检查见鼓膜穿孔多在边缘部或松弛部，脓液为灰白色或豆腐渣样。听力检查呈传导性聋或混合性聋。

NOTE

五、适宜技术

【针刺】

1. 治法

风热邪毒外侵：疏风清热，解毒开窍，消肿止痛。肝胆火热壅盛：清泻肝胆，开窍排脓，消肿止痛。肝胆湿热熏蒸：清泻肝胆，利湿通窍。脾气虚弱，邪毒留滞：健脾益气，利湿排脓。肾脏亏虚，邪毒滞留：肾阴虚者，滋阴降火，聪耳利窍；肾阳虚者，温肾壮阳，聪耳开窍。

2. 取穴

风热邪毒外侵以手阳明及手足少阳经穴为主。肝胆火热壅盛以足厥阴、足少阳与手少阳经穴为主。肝胆湿热熏蒸以足少阳胆、足厥阴肝与足太阴脾经穴为主。脾气虚弱，邪毒留滞以足太阴、阳明及其背俞穴为主。肾脏亏虚，邪毒滞留以足少阴、太阳经穴为主。

主穴：风热邪毒外侵，取合谷、风池、外关、翳风、完骨；肝胆火热壅盛，取行间、大敦、足窍阴、侠溪、液门、听宫；肝胆湿热熏蒸，取太冲、阳陵泉、侠溪、商丘、听宫；脾气虚弱，邪毒留滞，取阴陵泉、足三里、中脘、脾俞、肾俞、胃俞、听会；肾脏亏虚，邪毒滞留，取太溪、照海、肾俞、心俞、肝俞。

配穴：①风热邪毒外侵：恶寒发热，鼻塞流涕，周身不适者，加肺俞、列缺、迎香，以疏风清热，宣肺开窍；小儿高热，啼哭，烦躁不安者，可加大椎、曲池、合谷以疏风泄热，甚或十宣放血，并加内关、神门安神。②肝胆火热壅盛：患侧头痛较甚者，加率谷、风池，清利头目以止痛；牙痛时，加颊车、下关，以泄热止痛；患者耳痛剧烈，热象较甚时，可在耳尖处用三棱针点刺放血泄热；口苦咽干，大便秘结，小便短赤者，加支沟、外关、三阴交，以泄热通便；肝胆湿热较甚时，加阴陵泉、商丘、阳陵泉；听力下降，耳痛甚者，加耳门、听会。③肝胆湿热熏蒸：耳痛甚者，加耳门、听会；大便溏者，加章门、阴陵泉。④脾气虚弱，邪毒留滞：为加强渗湿排脓之功效，还可加用地机、关门、水道等。⑤肾脏亏虚，邪毒滞留：对于阴虚较甚，出现五心烦热者，可加神门、劳宫、内关，以滋阴降火；对头晕口干者，再加三阴交、太冲，以养阴生津；阳虚较甚，出现形寒肢冷，头晕耳鸣，夜尿频多，面色㿠白者，可加灸神阙、气海、关元、命门等，以温补肾阳。

3. 操作

风热邪毒外侵者，针用泻法，不灸；肝胆火热壅盛者，针用泻法，不灸；肝胆湿热熏蒸者，针用泻法，不灸；脾气虚弱，邪毒留滞者，针用泻法，不灸；肾脏亏虚，邪毒滞留者，针用补法，肾阴虚者不灸，肾阳虚者多灸。

4. 方义

①风热邪毒外侵：脓耳初期，病邪多在表，故本方取合谷、风池、外关三穴疏风清热，解毒消肿以止痛；翳风、完骨为局部取穴，旨在开窍聪耳。②肝胆火热壅盛：引起以上诸症的关键是由于肝胆火热之邪太盛。故取肝胆经之井穴大敦、足窍阴，肝胆经之荥穴行间、侠溪，再配手少阳三焦经之荥穴液门泻、少阳经火热之邪以消肿止痛；取听宫在于开窍排脓，同时也达到行气止痛之目的。③肝胆湿热熏蒸：取胆之荥穴侠溪、肝之输穴太冲清泄肝胆之热；取胆之合穴阳陵泉、脾之经穴商丘清热利湿消肿；再配局部穴听宫开窍聪耳，以达湿热清、耳通利之目的。④脾气虚弱，邪毒留滞：脓耳后期，关键在于正气不足，无力托邪外出，故邪毒留滞耳窍，但其势不甚，因此，扶正祛邪应是治疗的重心与根本。故本方取阴陵泉、足三里、中脘、脾俞、胃俞健脾益气，扶正祛湿以托脓外出；取肾俞、听会则开窍聪耳。⑤肾脏亏虚，邪毒滞留：本方取肾经之原穴太溪，再配照海以调补肾气；背俞穴为脏腑经气输注于背部的穴位，本方取肾俞、心俞、肝俞旨在调补心肝肾三脏之精气，使精血旺盛，正气强盛而能御邪外出，耳聪窍开，而脓耳可止。

NOTE

［按语］

1.本病每致听力损害，影响学习和工作，甚至可出现变证，危及生命，故应积极防治。

2.婴幼儿实证脓耳患者，忌用耳毒性抗生素。

3.避免进食某些能诱发流脓，促使脓量增多的食物。

【艾灸】

1. 取穴

耳门、听宫、翳风、足三里、阴陵泉、太溪、肾俞。

2. 方法

耳门、听宫可以选用回旋灸；足三里、肾俞可以选择隔姜灸；翳风、阴陵泉、太溪适合温和灸。轻者每天 1 次，每穴 5 ～ 10 分钟；重者每天 2 ～ 3 次，每穴 5 ～ 10 分钟。

［按语］

1.艾灸不适宜肝胆火热证者，一般用于脾气虚弱者。

2.艾灸期间，宜多饮热开水，保持室内通风。

【敷贴】

脾气虚弱或肾脏亏虚者选择在"三伏天"或"三九天"进行"三伏贴"或"三九贴"，可温补脾肾。取穴太溪、肾俞、脾俞等，具体方法见耳鸣、耳聋。

第三章

口齿部病证

第一节 口 疮

一、概述

口疮是以口腔黏膜内唇、舌、颊、上腭等处黏膜发生单个或多个溃疡为主症的一种病症，常反复发作。中医学又称口糜、口疳。西医学的溃疡性口炎、复发性口疮可参考本病论治。

二、病因病机

本病的发生多因过食辛辣厚味、嗜饮醇酒，导致心脾俱蕴热毒，不得发散，攻冲上焦，令口舌生疮肿痛；或因素体阴亏，病后劳伤，真阴耗损，虚火内旺，上炎口舌而生疮。

本病病位在口舌，基本病机为脏腑热毒或虚火上炎于口舌。

三、辨证分型

1. 心脾积热证

唇、舌、颊、上腭等处见绿豆大小黄白色溃疡，周围红肿，灼热疼痛，伴口干口渴，心烦不寐，尿赤，便秘。舌红，苔黄腻，脉滑数。

2. 阴虚火旺证

唇、舌、颊、上腭等处见灰色或灰黄溃疡，周围色淡红，溃疡面较小而少，因劳累诱发，此愈彼起，反复绵延，伴口干咽燥，五心烦热，腰膝酸软。舌红，苔少，脉细数。

3. 脾肾阳虚证

口疮反复发作，日久难愈，数目少，色淡而不红，大而深，表面灰白，溃烂周围淡红疼痛，疼痛时轻时重，劳累后尤甚，伴有面色苍白，头晕乏力，腹胀纳少，大便溏薄，或腰酸膝软，四肢不温。舌质淡，苔白，脉沉弱或沉迟。

四、适宜技术

【针刺】

1. 治法

心脾积热：清热解毒，消肿止痛；阴虚火旺：滋阴清热；脾肾阳虚：温补脾肾，托毒外出。

2. 取穴

心脾积热以心经、大肠经穴为主，配合胃经穴位；阴虚火旺以心经、脾经穴位为主，配合胃经穴位；脾肾阳虚以脾经、胃经穴位为主，配合督脉、任脉穴位。

主穴：心脾积热取少冲、合谷、颊车；阴虚火旺取通里、三阴交、地仓、足三里；脾肾阳虚取足三里、关元、命门、承浆、阴陵泉。

配穴：①心脾积热：舌部有溃疡者，加金津、玉液点刺出血以泻心火。两颊及牙龈黏膜有溃疡者，加针刺颊车透地仓，重泻合谷、内庭，以清泻阳明。硬腭及唇黏膜有溃疡者，可选兑端、人中、迎香、承浆等穴泻火解毒。②阴虚火旺：口疮肿痛甚，舌燥咽痛者，加少商点刺放血，针刺大陵、合谷、血海等穴，以加强清热凉血、消肿止痛之作用。局部取穴可参照心脾积热型加减。口燥咽干、心烦失眠者，针泻神门、补复溜，以泻心火、滋肾阴。腰膝酸软，便溏者，加肾俞、命门、脾俞、阴陵泉，针刺用补法，以补肾强筋，健脾利湿。面颊潮红，五心

NOTE

烦热，小便短赤者，加照海、内关、太冲、合谷，针刺平补平泻，以助滋阴降火、清热导赤之功。③脾肾阳虚：腹胀肠鸣，下利清谷者重灸神阙、天枢，针补上巨虚、脾俞、中脘，以奏温养脾肾、腐熟水谷之功。口疮经久不愈，形寒肢冷者加灸大椎穴，以达温阳散寒、益气托毒之功。

3. 操作

心脾积热：针而不灸，针用泻法，配合点刺放血；阴虚火旺：针而不灸，平补平泻手法，留针 10 ～ 20 分钟；脾肾阳虚：针灸并用，或加背俞穴拔罐。

4. 方义

心脾积热：少冲点刺出血以泻心火；合谷、颊车以清泻阳明，消肿止痛。全方共奏清热解毒、消肿止痛之功。阴虚火旺：通里、三阴交针刺留针以疏通心脾经气，滋阴降火；足三里、三阴交调理脾胃，补养气血；地仓清胃泻火，消肿止痛。全方共奏滋阴清热之效。脾肾阳虚：关元、命门善调人体元阴元阳之气，灸之可达温肾壮阳作用；阴陵泉、足三里分别为脾经、胃经合穴，长于健脾和胃以培补后天之本；承浆为局部取穴，专治口疮。全方共奏温补脾肾、托毒外出之功。

[按语]

1. 避免进食刺激性食物，去除不良嗜好。

2. 注意口腔卫生，早晚刷牙，饭后漱口，可选用药物牙膏刷牙。

3. 调理情志，节制房事，劳逸结合，锻炼身体。

【艾灸】

1. 取穴

足三里、三阴交、脾俞、膈俞、太溪、承浆。

2. 方法

足三里、脾俞、膈俞选用隔姜灸；三阴交、太溪、承浆适合温和灸。轻者每天1次，每穴5～10分钟；重者每天2～3次，每穴5～10分钟。

> ［按语］
> 1. 艾灸可以改善口疮症状。
> 2. 艾灸不适宜心脾积热证者，一般用于脾肾阳虚证者。
> 3. 艾灸期间，宜多饮热开水，保持室内通风。

【拔罐】

1. 留罐法

用闪火法在心俞至肝俞部位拔罐，留置15～20分钟。

2. 走罐法

取督脉及足太阳膀胱经第1侧线走罐，至皮肤泛红或出痧为度。

【敷贴】

1. 方法一

药物组成：大黄40g，吴茱萸30g，胡黄连20g，胆南星20g。

操作：上药共研细末，备用。用时取药末20g加入食醋适量调成稀糊状，于每晚临睡前敷双侧涌泉穴，覆盖敷料，用胶布固定，翌晨除去。5次为1个疗程，一般外敷用药1～2个疗程可愈。

2. 方法二

口疮属于脾肾阳虚者可以选择在三伏天和三九天进行"三伏贴"和"三九贴"，穴位选取脾俞、膈俞，具体方法见耳聋、耳鸣。

【耳针】

1. 取穴

主穴：口、舌、肾上腺。

配穴：心脾积热证加心、脾、耳尖（放血）；阴虚火旺证加肾、交感；脾肾阳虚证加神门、皮质下、脾、肾。

NOTE

2. 方法

（1）毫针法：耳郭常规消毒后，用毫针对准所选穴位刺入，每次取一侧耳穴，两耳交替使用。留针 30 分钟。出针时迅速将毫针拔出，除特殊要求外，用消毒干棉球轻压针孔片刻，以防出血。实证用强刺激泻的手法；虚证用补的手法，以巩固疗效。

（2）压籽法：第一次用患侧耳穴，以后两耳交替使用。耳郭常规消毒后，按操作常规，用中药王不留行籽贴压在所选穴位上，边贴边按压，贴紧固定。并嘱患者每日按压耳穴 3～5 次，以加强刺激。隔日换贴 1 次，5 次为 1 个疗程。如对胶布过敏，及时取下，以免造成耳部水肿。用王不留行籽贴压，以巩固疗效。

（3）刺血法：心脾积热证患者，每次取一侧耳穴，左右耳交替进行。按摩耳郭使其充血后，以 75% 乙醇做常规消毒，用注射针头点刺耳尖、耳背静脉、口、舌，出血量为 10～20 滴。每周 2 次，3 次为 1 个疗程。

第二节 牙 痛

一、概述

牙痛是指牙齿因各种原因引起的疼痛，遇冷、热、酸、甜等刺激时牙痛发作或加重，为口腔疾患中常见的症状之一。中医学又称"牙宣""牙槽风"。西医学的龋齿、牙髓炎、牙周炎、牙槽或牙周脓肿、冠周炎及牙本质过敏等疾病，可参考本病论治。

二、病因病机

本病多因风邪外袭经络，郁于阳明而化火，或过食膏粱厚味而致胃火炽盛，火邪循经上炎而发牙痛。或因肾主骨，齿为骨之余，肾阴不足，虚火上炎所致。

本病病位在齿，与胃、肾关系密切。基本病机是风火、胃火或虚火上炎。

三、辨证分型

（一）实证

1. 风火牙痛

牙齿疼痛若发作急骤，疼痛剧烈，牙龈红肿，喜凉恶热，伴发热。

NOTE

舌红，苔薄白，脉浮数。

2. 胃火牙痛

若牙痛剧烈，牙龈红肿甚至出血，遇热加剧，伴口臭、口渴、尿赤、便秘。舌红，苔黄，脉洪数。

（二）虚证

虚火牙痛

牙齿隐隐作痛，时作时止，午后或夜间加重，日久不愈，可见齿龈萎缩，甚则牙齿浮动，伴腰膝酸软、手足心热。舌红，少苔或无苔，脉细数。

四、适宜技术

【针刺】

1. 治法

调气活血，舒筋通络。

2. 取穴

以局部阿是穴及手太阳、足少阳经穴为主。

主穴：颊车、下关、合谷。

配穴：①实证：风火牙痛者，加外关、风池；实火（胃火）牙痛者，加内庭、足三里、委中。②虚证：虚火牙痛者，加太溪、行间。

3. 操作

颊车宜透刺地仓，风火牙痛者，均用泻法，留针 15～30 分钟；胃火牙痛者，均用泻法，留针 15～30 分钟；虚火牙痛者，足少阴肾经穴位用补法，其余平补平泻。

4. 方义

手足阳明经脉分别入上下齿，大肠、胃腑积热，上牙痛取下关，下牙痛取颊车，合谷常作为经验效穴应用在牙痛的治疗中。《四总穴歌》"面口合谷收"指出合谷具有统治面口部疾患的功能。《玉龙歌》："头面纵有诸样症，一针合谷效如神。"《灵枢·杂病》："齿痛……恶清饮，取手阳明。"合谷乃手阳明之原，为治牙痛主穴。

> ［按语］
> 养成良好个人卫生习惯，保持口腔清洁。

【艾灸】

1.取穴

颊车、下关、合谷、风池。

2.方法

颊车、下关、合谷、风池适合温和灸。用泻法，每天 1 次，每穴 5 分钟。

> ［按语］
> 1.艾灸可以改善牙痛症状，一般采用泻法。
> 2.艾灸期间，宜多饮热开水，保持室内通风。

【推拿】

本病以点穴止痛法为主。

1.头面部操作

（1）患者取仰卧位，术者以点按法按患者的下关、颊车、地仓及阿是穴，每穴各操作 1 分钟，力量由轻到重。

（2）术者用大鱼际按揉面部疼痛之处，力量由轻到重，操作 3 ~ 5 分钟，以患者舒适为度。

2.背部操作

（1）术者用拇指按揉患者的心俞、肺俞、三焦俞、肝俞、胆俞穴等，每穴按揉 1 分钟。

（2）术者用擦法在腰骶部进行横擦，以透热为度。

NOTE

3. 上肢部操作

（1）术者以拿揉法在患者上肢桡侧反复操作 3 遍。

（2）患者取坐位或者仰卧位，术者用拇指点按合谷、列缺、曲池、外关、手三里穴，手法力量稍重患者有得气感为佳，每穴 1 分钟。

以上治疗每次 15 ～ 20 分钟，每天治疗 1 次，5 次为 1 个疗程。

【拔罐】

1. 留罐法

在颈肩部风池、肩井及腰背区用闪火法拔罐，留置 15 ～ 20 分钟。

2. 走罐法

牙痛伴发热者，循足少阳经从风池至肩峰端、督脉从风府至大椎走罐，至皮肤泛红或出痧为度。

【刮痧】

（一）实证

1. 治法

祛风泻火，通经止痛。取足少阳经、足太阳经、足阳明经、手阳明经，以泻刮为主。

2. 处方与操作

泻刮足少阳胆经风池穴至肩井穴的循行线、足太阳膀胱经第 1 侧线大杼穴至胃俞穴的循行线，均要求出痧；泻刮足阳明胃经下关穴至颊车穴的循行线，以皮肤微红为度；泻刮手阳明大肠经合谷穴至二间穴的循行线，以皮肤微红为度。

风火牙痛者，加角揉风池、外关穴；胃火牙痛者，加角揉厉兑、内庭穴。

（二）虚证

1. 治法

滋补肾阴，降火止痛。取足阳明经、足少阴经，以补刮为主。

2. 处方与操作

平刮足阳明胃经下关穴至颊车穴的循行线；平刮翳风穴至天容穴的连线；角揉合谷穴；补刮足少阴肾经阴谷穴至太溪穴的循行线，以皮肤微红为度。

牙齿摇动，齿龈萎缩者，加角揉肾俞、三阴交、太溪穴。

[按语]

1. 刮痧疗法对牙痛有很好的即时止痛效果，疼痛缓解后需配合治疗原发病。

2. 刮痧后饮用 300 ～ 400mL 温开水。

3. 牙痛实证可每日刮痧 1 次至症状缓解，虚证可间隔 3 ～ 6 日刮痧 1 次，连续 4 次为 1 个疗程，休息 2 周后再开始第 2 个疗程，应连续治疗 2 ～ 3 个疗程。

【敷贴】

取大蒜（紫皮者独蒜为佳）3 ～ 5g，捣成泥状，敷贴在养老穴上。

【耳针】

1. 取穴

主穴：颌、口、牙、三焦、神门、皮质下。

配穴：①实证：风火牙痛加肺、大肠、肾上腺、耳尖；胃火牙痛加胃、脾、屏尖。②虚证：虚火牙痛加肾、膀胱。

2. 方法

（1）毫针法：耳郭常规消毒后，用毫针对准所选穴位刺入，每次取一侧耳穴，两耳交替使用。实热牙痛（风火、胃火牙痛）用强刺激泻的手法，留针 1 小时以上；虚火牙痛用补的手法，或肾、交感 2 穴用补法，其他用泻法。一般穴留针 30 分钟左右，肾和交感穴留针 10 分钟。实热牙痛，每日针治 1 ～ 2 次，4 天为 1 个疗程。虚火牙痛每日或隔日治疗 1 次，6 次为 1 个疗程。出针时迅速将毫针拔出，除特殊要求外，

NOTE

用消毒干棉球轻压针孔片刻，以防出血。

（2）压籽法：每次取一侧耳穴，两耳交替使用。耳郭常规消毒后，用中药王不留行籽贴压在所选穴位上，边贴边按压，贴紧固定。并家人每日按压耳穴 3 ～ 5 次，以加强刺激。隔日换贴 1 次，5 次为 1 个疗程。如对胶布过敏，及时取下，以免造成耳部水肿。

（3）刺血法：每次取一侧耳穴，左右耳交替进行，按摩耳郭使其充血后，以 75% 乙醇做常规消毒，用注射针头点刺耳尖、耳背静脉、牙，每穴出血量为 10 ～ 20 滴。每周 2 次，3 次为 1 个疗程。

NOTE

第 四 章

眼部病证

第一节 睑腺炎

一、概述

睑腺炎相当于中医学的针眼，是指胞睑边缘生疖，形如麦粒，以胞睑局部肿胀、疼痛、痒为主，易成脓溃破的眼病。又名土疳、土疡、偷针。可单眼或双眼发病。睫毛毛囊或附属的皮脂腺感染称外睑腺炎；睑板腺感染称内睑腺炎。

一般初发多肿痒明显，中期以肿痛为主，脓成溃破后诸症减轻，红肿渐消。病情严重时可伴发热、恶寒、头痛等症。

二、病因病机

本病的发生多为外感风热，客于胞睑，风热煎灼津液，变生疮疖；或过食辛辣刺激之品，脾胃积热，火热毒邪上攻胞睑，局部酿脓。或余邪未清，热毒蕴伏；或脾气虚弱，卫外不固，复感风热之邪，致本病反复发作。

三、类证鉴别

胞生痰核

后者发病部位均在胞睑而位于胞睑深部，可见硬核凸起，压之不痛，与皮肤不粘连，睑皮肤正常，睑内面呈局限性灰紫色或紫红色隆起，病势较缓，病程长，一般不影响白睛。

四、辨证分型

1. 风热客睑证

初起胞睑局限性肿胀，痒甚，微红，可扪及硬结，压痛。舌苔薄黄，脉浮数。

2. 热毒炽盛证

胞睑局部红肿灼热，硬结渐大，疼痛拒按，或白睛红赤肿胀嵌于睑裂，或伴口渴喜饮，便秘溲赤。舌红苔黄，脉数。

3. 卫外不固或脾虚证

针眼反复发作，诸症不重，或见面色无华，神倦乏力。舌淡，苔薄白。

五、适宜技术

【针刺】

1. 治法

风热客睑：疏风清热；热毒炽盛：清热解毒，消肿止痛；卫外不固或脾虚：扶正祛邪。

2. 取穴

风热客睑以阳明经穴为主，配合少阳经穴；热毒炽盛以阳明经穴为主，配合少阳经穴，佐以太阳经穴；卫外不固或脾虚以太阳阳明经穴为主，佐以太阳经穴。

主穴：风热客睑取合谷、曲池、四白、风池、攒竹、太阳；热毒炽盛取合谷、曲池、四白、风池、攒竹、太阳；卫外不固或脾虚取合谷、足三里、三阴交、攒竹、脾俞、太阳。

NOTE

配穴：①风热客睑：恶寒发热甚者加大椎、曲池、外关，以加强疏风清热、辛凉解表之力。②热毒炽盛：胞睑红肿疼痛剧烈加大椎、身柱、陶道及经外穴印堂以刺血泄热，每穴以出 1～2 滴血为宜，以加强清热解毒、消肿止痛之力；脓成加阿是穴以点刺排脓，注意常规消毒。若针眼靠近外眦部者，红肿疼痛明显加剧时，系邪热严重累及少阳经脉，加外关、丝竹空、阳白、阳辅以加强清泻少阳邪热之力，泄热通络止痛。若针眼靠近内眦部者，且红肿疼痛，属邪热累及太阳、阳明经脉，加天柱、肝俞、后溪、头维以清泄太阳、阳明邪热，清热解毒，通络止痛。③卫外不固或脾虚：针眼反复发作者加心俞、大椎、气海，以灸为主，扶正祛邪；针眼而伴严重脾胃虚弱者加背俞与捏脊疗法，每日 1 次，自上而下，提捏 5～10 遍，以皮肤潮红为宜，坚持 15～30 天。

3. 操作

风热客睑：多针少灸，多采用泻法；热毒炽盛：针而不灸，针用泻法，配合刺血排脓；卫外不固或脾虚：针灸并用，针用补法，配合灸法。

4. 方义

风热客睑：四白、合谷、曲池泻阳明邪热；风池清泄少阳邪热；风池、合谷、太阳以疏风清热。全方共奏疏风清热、消肿止痛之功。热毒炽盛：合谷、曲池、四白以清泻阳明热毒；风池、太阳以清泻少阳热毒；攒竹以清泻太阳热毒。全方共奏清热解毒、泄热通络、消肿止痛之功。卫外不固或脾虚：足三里、脾俞、三阴交补益脾胃，使后天气血生化有源，扶正祛邪；合谷、攒竹、太阳分别清泻阳明、太阳伏邪，祛邪以扶正。全方共奏益气固表、扶正祛邪之功。

［按语］

1. 注意个人眼部卫生。

2. 起居有一定规律，注意不食过度辛辣之物。

3. 患病后切勿擅自挤压患处。

【艾灸】

1. 取穴

风池、阴陵泉、大横、足三里。

2. 方法

大横可以选择温灸盒灸；足三里、阴陵泉可以选择隔姜灸；风池适合温和灸。轻者每天 1 次，每穴 5 ～ 10 分钟；重者每天 2 ～ 3 次，每穴 5 ～ 10 分钟。

[按语]

1. 艾灸可以改善睑腺炎所引发的疼痛等不适症状。

2. 艾灸不适用于热毒炽盛证者，一般用于脾虚证者。

3. 艾灸期间，宜多饮热开水，保持室内通风。

【敷贴】

药物组成：吴茱萸 20g，黄连 5g。

操作：上药共研细末，食醋适量调为糊状药膏，外敷于双涌泉穴，胶布固定。晚上敷药，第二天晨起取下。

【耳针】

1. 取穴

主穴：耳尖（放血）、脾、眼、肝、屏间前、屏间后。

配穴：风热客睑加肺、风溪；热毒壅盛加胃、大肠、耳背静脉；卫外不固或脾虚加肾上腺、神门、皮质下、肾。

2. 方法

（1）毫针法：先针主穴眼、肝、屏间前、屏间后。若炎症明显，加肾上腺；疼痛较重，加神门、皮质下；素体虚弱，加肾；脾胃积热，加胃。耳郭常规消毒后，用毫针对准所选穴位刺入，第 1 次针刺患侧，第 2 次以后两耳交替。留针 30 分钟。出针时迅速将毫针拔出，除特殊要

NOTE

求外，用消毒干棉球轻压针孔片刻，以防出血。每天针 1 次或 2 次。

（2）刺血法：每次取一侧耳，左右耳交替进行。按摩耳郭使其充血后，以 75% 乙醇做常规消毒，再用注射针头点刺耳尖、耳背静脉、眼，每隔 3 天治疗 1 次，每个穴位出血量为 10 ～ 20 滴。

（3）埋针法：常规消毒，把揿针刺入上述耳穴，胶布固定。每次针刺一侧耳穴，隔 2 ～ 4 天换针另一侧耳穴，10 次为 1 个疗程。埋针期间不可将埋针处弄湿以防感染，若洗头洗澡应先将揿针取出后再洗。疗程间休息 7 天。

（4）压籽法：除取主穴外，一般再随证选配 2 ～ 4 个配穴或体穴。左眼患病先贴压右耳，每日或隔日换贴压另一侧耳穴。双眼患病可双耳同时贴压。耳郭常规消毒后，用中药王不留行籽贴压在所选穴位上，边贴边按压，贴紧固定。并嘱患者每日按压耳穴 3 ～ 5 次，以加强刺激。隔日换贴 1 次，5 次为 1 个疗程。如对胶布过敏，及时取下，以免造成耳部水肿。

【熏蒸】

药物组成：野菊花、蒲公英、地丁草、肿节风各等份。

操作：上药加清水适量，煎沸，备用。先取药汁 200mL，分 2 次内服，再将余药汁倒入碗内，趁热先熏后洗患眼。最后将毛巾浸透，热敷患处。每日 2 ～ 3 次。

NOTE

第二节　目赤肿痛

一、概述

目赤肿痛为多种眼部疾患中的一个急性症状。在古代文献中根据发病原因、症状急重和流行性，又称"风热眼""暴风客热"等。本病常见于西医学的急性结膜炎、假性结膜炎及流行性角膜炎等。

二、病因病机

本病多因外感风热时邪，侵袭目窍，郁而不宣；或因肝胆火盛，循经上扰，以致经脉闭阻，血壅气滞，骤然发生目赤肿痛。

本病病位在眼，与肝、胆两经关系最为密切。基本病机为热毒蕴结目窍。

三、辨证分型

1. 外感风热证

目赤肿痛、羞明、流泪、眵多，兼见头痛、发热，脉浮数。

2. 肝胆火盛证

目赤肿痛、羞明、流泪、眵多，兼见口苦、烦热、便秘、脉弦滑。

NOTE

四、适宜技术

【针刺】

1. 治法

外感风热：疏风散邪，泻火明目；肝胆火盛：清肝泻火，凉血解毒。

2. 取穴

以肺经、胃经、膀胱经、肝经、胆经穴位为主。

主穴：外感风热取少商、四白、攒竹、行间、风池、太阳；肝胆火盛取尺泽、太冲、攒竹、丝竹空、耳尖。

配穴：①初起病情不重，单侧耳尖放血，以疏风散邪，便能治愈；目红炽盛，加肝俞刺血拔罐，光明、少商（刺血），以泻火解毒，清热明目；目痒、畏光流泪甚者加耳穴之肝、胆、肺、降压沟压痛点刺血，以加强疏风清热、清肝明目之功。②眼异物感甚者灼痛加关冲、肩井、光明、太冲刺血1～2滴，以加强疏风清热解毒之功；白睛红赤甚者加列缺、尺泽、肺俞、合谷、曲池，以清泄太阴阳明邪热，泄热明目；便秘尿赤甚者加支沟、天枢、中级、三阴交，以泄热通腑，清热利尿，引热下行；黑睛生翳加肝俞、蠡沟、合谷，以泻火退翳明目。

3. 操作

外感风热：针而不灸，针用泻法；肝胆火盛：针而不灸，且用泻法，配合刺血。

4. 方义

外感风热：尺泽、太冲、风池以疏风清热，泻火明目；攒竹、丝竹空、风池疏风散邪，消肿止痛；耳尖长于疏风清热，明目散邪。全方共奏疏风散邪、清热明目之功。肝胆火盛：耳尖、肝点、胃点、肺点均用三棱针刺血少许，以泻火明目；少商刺血以清泄肺热；风池、行间、太阳、攒竹以疏风清热，清肝明目。全方共奏疏风清热、泻火解毒之功。

［按语］

1.该病痊愈之时，起居和饮食须节制，不食辛辣之物，以免复发。

2.本病可引起流行，应注意防止患眼分泌物及眼药水流入健眼，注意眼部卫生。

3.患病期间应注意休息，睡眠要充足，减少视力活动。

【艾灸】

1.取穴

攒竹、瞳子髎、太阳、合谷、太冲。

2.方法

攒竹、瞳子髎、太阳、合谷、太冲选择温和灸，用泻法。每天1次，每穴5分钟。

［按语］

1.艾灸可以改善目赤肿痛症状。

2.对于目赤肿痛者，艾灸一般采用泻法。

3.艾灸期间，宜多饮热开水，保持室内通风。

【拔罐】

刺络拔罐对于本病疗效显著。穴取太阳、攒竹、耳尖。用三棱针分别点刺，挤出血2～3滴，于太阳穴处加拔火罐。每日放血1～2次。

【刮痧】

1.治法

疏风泄热，清肝明目，消肿祛痛。取督脉、足少阳经、足太阳经，以泻刮为主。

NOTE

2. 处方与操作

泻刮督脉百会穴至印堂穴的循行线，不强求出痧；角揉攒竹、眉冲、鱼腰、丝竹空、太阳等穴；泻刮足少阳胆经风池穴经肩井穴至肩峰的循行线、足太阳膀胱经第 1 侧线大杼穴至膈俞穴的循行线，均要求出痧。

外感风热者，加角揉合谷、曲池、外关等穴；肝胆火盛者，加泻刮太冲、行间、侠溪、足临泣等穴。

[按语]

1. 刮痧治疗目赤肿痛有显著疗效，可迅速缓解病情，且明显缩短病程。

2. 刮痧后饮用 300 ～ 400mL 温开水。

3. 间隔 3 ～ 6 日刮痧 1 次，至疾病痊愈。

【耳针】

1. 取穴

主穴：眼、目 1、目 2、肝。

配穴：耳尖、耳背静脉放血。

2. 方法

（1）毫针法：耳郭常规消毒后，用毫针对准所选穴位刺入，每次取一侧耳穴，两耳交替使用。留针 30 分钟。出针时迅速将毫针拔出，除特殊要求外，用消毒干棉球轻压针孔片刻，以防出血。

（2）刺血法：每次取一侧耳穴，左右耳交替进行，按摩耳郭使其充血后，以 75% 乙醇做常规消毒，再用注射针头点刺耳尖、耳背静脉及眼，每隔 3 天治疗 1 次，每个穴位出血量为 10 ～ 20 滴。

【熏蒸】

1.方法一

药物组成：蒲公英 60g。

操作：将上药水煎取汤，趁热先熏后洗患眼。每次 20 分钟，每天 3 次，每日 1 剂，3 天为 1 个疗程。

2.方法二

药物组成：千里光 9g，木贼 9g，金银花 6g，陈艾 6g，花椒 3g。

操作：将上药加水 800mL 煎后，滤去药渣，趁热倒入暖水瓶内，患眼对准瓶口，利用药物热气熏蒸；待药液温度不高时，用消毒棉花或纱布蘸洗患眼，每次 10mL，每天 2 次，连用 2 天为 1 个疗程。

3.方法三

药物组成：白菊花 10g，金银花 10g，蝉蜕 10g，薄荷 5g，荆芥 10g，桔梗 6g。

操作：将上药水煎取汤，趁热先熏后洗患眼。每日 3 次，每次 20 分钟，每日 1 剂，3 天为 1 个疗程。

4.方法四

药物组成：玄参 10g，大黄 10g，知母 10g，黄芩 10g，生地黄 10g，玄明粉 6g，桔梗 6g，栀子 6g，当归尾 6g，野菊花 10g。

操作：将上药水煎取汤，趁热熏洗患眼。每天 2 ～ 3 次，每次 10 ～ 20 分钟，每日 1 剂，3 天为 1 个疗程。

5.方法五

药物组成：菊花 15g，金银花 15g，蒲公英 30g，黄芩 15g。

操作：将上药水煎取汤，趁热先熏后洗患眼。每天 2 ～ 3 次，每次 20 分钟，每日 1 剂，3 天为 1 个疗程。

6.方法六

药物组成：龙胆草 15g，野菊花 15g，明矾 6g，蒲公英 30g。

操作：将上药水煎取汤，趁热先熏后洗患眼。每次 20 分钟，每日 3 次，每日 1 剂，3 天为 1 个疗程。

NOTE

7. 方法七

药物组成：秦皮 9g，川黄柏 9g，川椒 9g，薄荷 6g，荆芥 6g，防风 6g。

操作：将上药共煎，熏洗患眼，每次熏 20 ～ 30 分钟，每剂煎 2 次用之。

眼眵多者，用金银花 15g、野菊花 15g、板蓝根 30g、蒲公英 30g、千里光 30g，煎汁熏洗眼部。

NOTE

第三节 天行赤眼

一、概述

天行赤眼是指外感疫疠之气，能迅速传染并引起广泛流行的眼病，传染方式为接触传染，最主要的传播途径为手、眼接触传染。本病多发于夏、秋季，常见于成年人，婴幼儿较少见。传染性极强，潜伏期短，多于 24 小时内双眼同时或先后而发，起病急剧，刺激症状重，常呈暴发流行，但预后良好。本病类似于西医学的流行性出血性结膜炎，属病毒性结膜炎。

临床表现为双目痛羞明，碜涩灼热，泪多眵稀。全身可伴有头痛发热、四肢酸痛等症。初起胞睑红肿，白睛红赤，甚至红赤壅肿，睑内粟粒丛生，或有伪膜形成；继之白睛溢血呈点片状或弥漫状，黑睛生星翳。耳前或颌下可扪及肿核。

二、病因病机

本病多因猝感疫疠之气，或肺胃积热，肺金凌木，侵犯肝经，上攻于目而发病。

三、类证鉴别

本病应与暴风客热、天行赤眼暴翳相鉴别。

1. 暴风客热

暴风客热为感受风热之邪，眵多黏稠，白睛红赤浮肿，多无黑睛生翳。分泌物涂片，多形核白细胞增多，预后一般较好，有传染性，但不引起流行。

2. 天行赤眼暴翳

天行赤眼暴翳为猝感疫疠之气，内兼肺火亢盛，内外合邪，肝肺同病。泪多眵稀，白睛红赤浮肿，或抱轮红赤，多有星翳，以发病后1～2周更多，其星翳多位于中央，日久难消，分泌物涂片同天行赤眼。重者黑睛可留点状翳障，渐可消退，传染性同天行赤眼。

四、辨证分型

1. 初感疠气证

患眼碜涩灼热，羞明流泪，眼眵稀薄，胞睑微红，白睛红赤，点片状溢血，兼有发热头痛，鼻塞，流清涕，耳前颌下可扪及肿核。舌质红，苔薄黄，脉浮数。

2. 热毒炽盛证

患眼灼热疼痛，热泪如汤，胞睑红肿，白睛红赤臃肿，弥漫溢血，黑睛星翳，伴口渴心烦，便秘溲赤。舌红，苔黄，脉数。

五、适宜技术

【艾灸】

1. 取穴

风池、太阳、曲池、上星、合谷。

2. 方法

风池、太阳、曲池、合谷、上星适合温和灸。用泻法，每天1次，每穴5分钟。

[按语]

1. 艾灸可以改善症状。

2. 本病艾灸一般采用泻法。

3. 艾灸期间，宜多饮热开水，保持室内通风。

第四节 干眼症

一、概念

干眼症又称角结膜干燥症，是指因任何原因引起的泪液质或量异常，或动力学异常导致的泪膜稳定性下降，并伴有眼部不适和（或）眼表组织损害为特征的多种疾病的总称。

二、病因病机

干眼症病因繁多。由泪腺、眼球表面（角膜、结膜和睑板腺）和眼睑，以及连接这些组织的感觉与运动神经构成了一个完整的功能单位，其中任何因素发生改变，都可能引起干眼症。如各种眼表上皮病变、免疫性炎症、眼表或泪腺细胞凋亡、性激素水平降低及外界环境的影响等。

本病病理过程复杂，目前认为泪液渗透压升高可能是干眼症发病的核心机制，但详细机制尚未完全明了。

NOTE

三、适宜技术

【针刺】

1. 治法

疏调眼络，调和气血。

2. 取穴

以局部取穴为主，配穴大多取自太阳经、阳明经以及少阳经等。

主穴：睛明、攒竹、太阳、丝竹空。

3. 操作

毫针泻法。

4. 方义

睛明属足太阳膀胱经，主治目视不明、目赤肿痛；攒竹主治目赤肿痛、目视不明；丝竹空属手少阳三焦经，主治目赤肿痛，该经脉循行至于目外眦；太阳属于经外奇穴，主治目赤肿痛、目涩。

【艾灸】

1. 取穴

攒竹、太阳、四白、风池、合谷、足三里、三阴交、太溪、太冲。

2. 方法

太阳、攒竹、四白可以选择回旋灸；三阴交、足三里可以选择温灸盒灸；合谷、风池、太溪、太冲适合温和灸。轻者每天1次，每穴5～10分钟；重者每天2～3次，每穴5～10分钟。

NOTE

［按语］

1.艾灸可以改善干眼症所引发的视疲劳、干涩不适等症状。

2.艾灸不适宜痰瘀互结证者，一般用于肝肾亏虚证及气血不足证者。

3.艾灸期间，宜多饮热开水，保持室内通风。

【推拿】

本病以熨眼擦热法为主。

1. 头面部操作

（1）患者取仰卧位，术者用点按法作用于患者百会、印堂、太阳、睛明、攒竹、阳白、瞳子髎穴，每穴操作1分钟。

（2）患者取坐位或者仰卧位，术者用一指禅推法从印堂穴推至神庭穴，继续沿眼眶进行操作，反复进行3遍。

（3）术者以双掌擦热，掌熨双眼，操作3～5分钟。

2. 下肢部操作

术者用拇指按揉太冲、太溪、三阴交、照海穴，每穴1分钟。

以上治疗每次15～20分钟，每天治疗1次，5次为1个疗程。

［按语］

1.视患者干眼症程度，若急性原发结膜炎症，应该及时抗感染治疗，以免延误病情。

2.注意保持心情舒畅，劳逸结合，避免用眼过度。

3.要注意少吃辛辣刺激性食物，不吸烟、不喝酒。

4.注意眼部卫生，勤用开水烫洗毛巾，不共用毛巾等，避免交叉感染。

【敷贴】

干眼症日久不愈者选择在"三伏天"或"三九天"进行"三伏贴"或"三九贴"，可温补脾肾。取穴足三里、三阴交等，具体方法见耳鸣、耳聋。

【熏蒸】

1. 方法一

药物组成：菊花 5g，金银花 5g，麦冬 5g，密蒙花 5g，薄荷 5g，枸杞子 10g。

操作：放入杯中用 150mL 沸水冲泡，用产生的蒸气熏眼，每天 3 次，每次 10 分钟，治疗 1 个月。

2. 方法二

药物组成：野菊花 30g，蒲公英 30g，防风 20g，荆芥 20g，陈茶叶 20g，薄荷 20g，蝉衣 25g，密蒙花 20g，玄参 30g，生地黄 24g，麦冬 24g。

操作：将上述中药饮片打碎成碎末，透水纺布包裹，放入高压锅内加水煎熬成汤液，直至药物蒸汽通过自制橡胶软管和玻璃三通管（降温冷却）后持续、均匀喷出，蒸汽熏蒸双眼。

3. 方法三

药物组成：熟地黄 160g，山萸肉、山药各 80g，泽泻、牡丹皮、茯苓各 60g，菊花、枸杞子各 40g。

操作：将上述药物煎好后分袋装取，每袋 50mL。每次取 1 袋，加入 8 倍水量，灌入眼科治疗仪加热至有蒸气散出后调低火力，以药液不翻滚、不外溅为宜，熏蒸期间与治疗仪保持 20cm 距离，如感觉过热可适当调高距离，以免烫伤。早晚各 1 次，每次 10 分钟。

NOTE

4. 方法四

药物组成：金银花、密蒙花、野菊花各 10g，薄荷、红花、桑叶、秦皮各 8g。

操作：用水煎煮，取药汁 300mL，放入熏蒸器，对患者眼局部进行熏蒸，与眼部距离为 10cm，每天 2 次，每次 20 分钟，持续熏蒸 1 个月。